AF234437

RECHERCHES BIBLIOGRAPHIQUES

LES PARALYSIES

CONSÉCUTIVES AUX MALADIES AIGUES

Par le Docteur Charles RAVEL, Médecin de l'Hôtel-Dieu de Cavaillon.

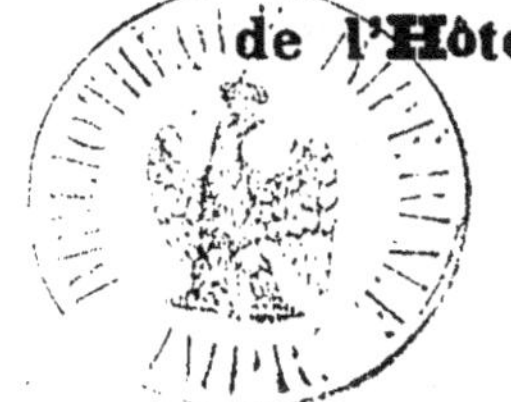

« Sans doute ceux là sont dignes d'éloges qui cherchent
à faire des découvertes : mais ceux-là aussi ne
perdent pas leur temps qui examinent, restreignent,
développent, rectifient les idées de ceux qui les ont
précédés. Les premiers découvrent des régions jusqu'alors inconnues : les autres font valoir l'héritage
qu'ils ont reçu de leurs pères, avec moins de gloire
à la vérité, mais avec autant d'avantage. » Max.
Stoll, *Méd. prat.* sec. part. préface.

———

M. Imbert-Gourbeyre vient de publier un remarquable mémoire dans
lequel il expose l'histoire des Paralysies suites de maladies aiguës, et
se livre à un examen critique du travail que M. Gubler a fait paraître
sur le même sujet. Dans une courte introduction, le savant professeur
de matière médicale montre qu'Avicenne. P. de Foreest, A. Benedetti,
Torti, Vogel. Eller, Cullen, Boerhaave et Grüner ont signalé ces P.
Entrant ensuite dans les détails. M. I. G. examine successivement les
P. dans les maladies suivantes : dyssenterie. entérite, superpurgation, exanthèmes. rougeole, variole, scarlatine, miliaire, érysipèle, fièvre
typhoïde, fièvre intermittente, pneumonie, pleurésie, bronchite, catarrhe
suffocant, catarrhe chronique des fosses nasales et de gorge, grippe,
diphthérie. Echo de la tradition médicale, le mémoire de M. Imbert-
Gourbeyre est destiné à éclairer l'observation contemporaine et mérite
d'être lu avec attention.

Ayant, parallèlement à M. I. G., recueilli dans mes lectures plusieurs
faits de P. consécutives aux maladies aiguës et en ayant déjà fait l'objet
de différentes notes, je viens aujourd'hui consigner dans cet opuscule
le résultat de mes recherches bibliographiques. Dans un premier paragraphe, j'indiquerai les auteurs qui ont parlé en général des P. consé-

cutives : dans un second paragraphe j'énumérerai les P. suites de diverses maladies aiguës considérées en particulier.

I.

Hippocrat., Epidémies l. iv. § 36. OEuvres c. d'Hippocrate trad. par
E. Littré tome v. p. 179; § 50 p. 191 ; § 51 p. 193 (tremblement de
tout le corps); § 52 (nyctalopie); § 53 p. 195 (résolution des bras et
des jambes) ; l. vi. sect. 7 § 1 p. 331-37 (Toux épidémique, à Périnthe
comme on le voit Ep. vi, 7, 10 ; récidive ; affections diverses pendant
la récidive : nyctalopie, maux de gorge, angine, paralysies. Ep. ii. 2,
8 ; ii. 2, 9 ; iv, 36 ; iv, 47 ; iv, 49 ; iv, 50 ; iv. 52 ; iv, 53 ; vi, 1, 12
et argument par Littré p. 260, 262, 263, 265). Dans *L'Art Médical*
(n° de novembre 1860 t. xii. p. 397-400), j'ai reproduit ce passage
de la collection hippocratique (Ep. vi. 7. 1) et j'ai dit qu'il avait trait
à une question pleine d'intérêt, celle de la paralysie consécutive aux
maladies aiguës. Sept mois après, à l'Académie I. de Médecine, dans la
séance du 4 juin 1861, M. Littré lisait une note dans laquelle il repro-
duisait ce même passage et rapportait à la diphthérite l'épidémie de
Périnthe. Dans le tome x et dernier de sa traduction des OEuvres
d'Hippocrate, qui a paru le 1er septembre 1861, il insérait cette note
(p 1-viii) et faisait le rapprochement des paralysies consécutives à
l'épidémie de Périnthe non seulement avec les paralysies consécutives à
la diphthérite mais encore avec les paralysies consécutives à des fièvres
ou inflammations. Mon article a passé inaperçu : il a été seulement cité
dans l'*Art Médical* (novembre 1861 t. xiv p. 372) par M. P. Jousset
analysant la note que M. Littré avait lue à l'académie, et par M. A. Imbert-Gourbeyre dans ses *Recherches Historiques sur les Paralysies
consécutives aux maladies aiguës*. Paris, *Thunot*, 1863, 8. p. 31-32.

Hippocrat., Epidémies l. ii. s. ii. § 8. t. v. p. 89 (Paralysie à la suite
d'une toux); s. iii. § 1 p. 105 (fièvres avec nausées et frissons, P.) ;
l. iv. § 55 p. 195 (tremblement des lèvres, des mains et de la voix
dans une fièvre); l. vi. s. i. § 9 p. 271 (faiblesse des jambes dans les
maladies fébriles); l. vii. § 8 p. 379 (P. à la suite d'une petite fièvre).

Galien. De ven. sect. adv. Erasistratum, 6, t. xi p. 170 ed. Kühn :
cit. : Charles Ravel, Exposition des principes thérapeutiques de Galien.
Thèse s. le 21 mars 1849. Paris, p. 57 n. 10 (la suppression trop
brusque d'un flux peut amener divers accidents, la paraplégie, etc.).

Pierre d'Abano, Conciliator 1548. f. diff. 183 f. 252, L. (la P. peut
être l'effet d'une fièvre bilieuse aiguë, d'une colique, d'une maladie aigue. Pour abréger, je me bornerai à nommer les maladies dont la P.
peut être la suite).

Josse de Lomm, Tabl. des mal. trad. par Le Mascrier l. ii. c. 14
p. 111 (maladies aiguës, colique, fièvres).

H. Saxonia, Panth. med. l. i. c. 10 p. 58, 59, 60 l. iii. c. 25 p.
269 (administration inopportune d'un purgatif, fièvre, fièvre intermittente, colique, pneumonie); — M. Sebiz, Prodr. Exam. vulner. P. ii.
1633. § 83 (colique, fièvres chroniques, altérations d'utérus);—J. Dolée.
Encycl. med. 1686 p. 121 (colique, fièvre tierce); C. Stalpart van der
Wiel. Obs. C. ii. O. 27 ii. 269, 279 (P. d'œsophage : Baster. suppres-

sion des règles, cachexie, constipation. Salmuth, fièvre chronique).

G. E. Stahl, Theor. med. vera 1708 p. 333 (exanthèmes ulcéreux dont le développement a été empêché, variole), 481 (colique) 821 (rhumatisme);—M. Schurig, Chylologia 268, 269, 271 (P. d'œsophage, Baster, Salmuth déjà cités, J. L. Hannemann (maladie fébrile), Zacutus Lusitanus, fièvre pulicaire contagieuse, aphonie, Chr. de Helwig, catarrhe chronique) et Parthenologia, 163-65 (suppression des règles, convulsions, aphonie, P. des membres), 172 (Gui Riedlin père, aménorrhée P.) ; — H. Boerhaave, Aph. § 1059-60, 1065 ; — M. Alberti, Lex. real. II. 797-98 (variole, dyssenterie, colique) ; — J. de Gorter, Med. comp. 1731. I. 105 ; — J. S. Carl. Hist. med. path. ther. 320 (variole, convulsions, spasmes douloureux, rhumatisme, colique, exanthèmes ulcéreux);— G. A. Kellner, Synop. obs. (variole, colique); —R. James, Dict. un. de méd. V. 345-55 (suppression ou dérangement des règles, fièvre pourpreuse répercutée, rhumatisme, fièvre intermittente et aiguë, suppression des lochies, colique, convulsions, douleurs longues et aiguës, suppression des matières d'un abcès); J. Lieutaud, Méd. prat. 1761. 192 ; — H. Boerhaave, Morb. nerv. ed. J. van Eems. II. 578 (rhumatisme, artérite, pneumonie, lienterie, hémorrhagies, inflammation, fièvre); — F. B. de Sauvages, Nos. cl. VI. 0. 3 g. 18, 19, 20 trad. franc. in-12. t. v. p. 297 (P. fébrile, bilieuse, nerveuse ; hémiplégies transverse (dyssentérique), spasmodique, exanthématique, miliaire, intermittente, Paraplégie intermittente, P. dans les affections de poitrine);— R. A. Vogel, De cogn. et cur. c. h. aff. 1785 § 566, 569 (fièvre interm., colique); — S. A. D. Tissot, des nerfs t. II. P. I. p. 265-66 ; — G. Cullen, Appar. 1775, 198 et Elém. de méd. pr. ann. par Bosquillon 1787. II. 228, 577 (fièvre interm., exanthèmes, phlegmasies, affect. de poitrine, dyssenterie); C. T. Selle, Méd. clin. II. 45 (dyssenterie, hémorrhagie, colique violente, vomique) ;—G. G. Ploucquet, Nos. II. 73 et Lit. III. 270, v. 157 (rhumatisme, variole, scarlatine, rougeole, otite, catarrhe, colique, dyssenterie, exanthèmes, fièvre, suppression des menstrues, blennorrhagie, affect. de poumon, de rein, rhumatisme);—J. G. Brendel, Praelect. ac. II. 63 (dyssenterie, coliques violentes, rhumatisme, fièvre aiguë, variole, rougeole, fièv. interm.).

F. J. Double, Sém. 1817. II. 403 (fièvr. inflammatoires, coliques violentes, choléra-morbus) ; — F. V. Mérat, Dict. des sc. méd. XX. 264, 266, 267, 268, art. Hémiplégie (Dyssenterie (C. Fabricius et Sauvages), rhumatisme, vices psorique, exanthématique, certaines fièvres, surtout celles dont les caractères sont très-variables et graves, fièvres ataxiques, peste (Larrey), fièvre int. pernicieuse (Torti, Sauvages), purgatifs); — Chamberet, Ibid. XXXIX. 245, 246, 248, art. Paralysie (fièvre intermittente, rhumatisme, exanthèmes, tubercules de poumon, vomiques, empyème, embarras gastrique, choléra-morbus, fièvres bilieuse, adynamique, ataxique, typhus et autres modifications de gastrite et de gastro-entérite) et 277, art. Paraplégie (rhumatisme, embarras et fièvre gastriques, fièvres adynamique, ataxique, typhoïde et autres modes de gastro-entérite); — Joseph Frank, Prax, VIII. 431, 434, 448-50, 462-63, 467-68, 473-74, 490-91 (Dys-

senterie, catarrhe, fièvres éruptives, intermittente, altérations de foie et
des viscères abdominaux, superpurgation, fièvres rhumatismale, typhoïde,
coliques autres que la colique saturnine, bleunorrhagie) ; — MM. L.
Rostan, Ramolliss. du cerveau, sec. éd. Paris, 1823. p. 223-36, 239,
468-69, 490-491 : Extr. Nouv. Bibl. méd. 1824. iv. 178-79 (par Pa-
tissier) (Oblitération d'artère, maladies aiguës, affections de cœur,
péricardite), et Diagnost. i. 525 (hémiplégie dans l'agonie de certaines
maladies aiguës et dans celle des affections de cœur ; ces passages doivent être mis en lumière dans l'historique des P. consécutives); — J.
A. Rochoux, Dict. de m. en 21 vol. xvi. 165 (fièvre interm., surcharge
d'estomac, inflamm. de la m. muq. gastro-intestinale, aff. d'artère,
rhumatisme); — Franz Hartmann, Thér. hom. des mal. aig. ii. 363
(convulsions, fièvres nerveuses, typhoïde (rhus t.), suppression d'hémorrhagies, répercussion d'exanthèmes (sulphur, dulcamara), rhumatisme, état gastrique, typhus, dyssenterie, spasmes prolongés (secale
cornutum), choléra asiatique (cuprum)) ; — R. J. Graves, Clin. trad.
par Jaccoud i. 604 : An. L'Art méd. xvi. 213 (par E. Dufresne) :
— C. P. Ollivier (d'Angers), Mal. de la moelle ép. 3ᵐᵉ éd. ii. 1-106
(hématémèse (Bataille) ; fièvre typhoïde , inflammation gastro-intestinale (Graves), suppression des régles (Desfray), inflammation des reins
(Ed. Stanley), maladie de Bright, irritation vive d'urètre avec rétrécis-
sement spasmodique (Graves). Les congestions sanguines de la moelle
épinière et de ses enveloppes et spécialement la congestion veineuse
sont la cause des P. considérées comme indépendantes d'une affection
de la moelle épinière. La théorie exposée par Ollivier date de 1827 et
doit être signalée dans l'historique des P. consécutives); — C. F. H.
Marx, De Paralysi 23, 24, 37, 39 (Paul d'Egine, P. C. Fabricius, Portal, Rostan cités); — Jahr, N. Man, 1855, ii. 51 (Convulsions, perte
d'humeurs, rhumatisme, répercussion d'éruption, de sécrétion mor-
bide); — A. Alquié, Ann. clin. de Montp. 4. 10 mai 1855. iii. 73 (fièvre interm. simple ou pernicieuse, lésions de tub. digestif, des organes
urinaires, de poumon, rhumatisme); — Macario, hist. gén. des P. dynamiques ou sine materia. Rev. thér. du midi xi. 348-53, 375-83,
468-75, 579-584 ; — Raoul Leroy (d'Etiolles), Ibid. xiii. 652 (Paraplégie causée par les fièvres graves et l'irritation gastro-intestinale,
l'hépatite, l'entérite, la dyssenterie, la variole, etc.); — Emile Bernard,
Ann. par Cavasse iii. 158; — Ph. Ch. Pinel (petit-fils), Mal. de la
moelle épin., 124, 131, 133, 134, 209, 247 (hématémèse et hémiplégie intermittentes, Paraplégie succédant à une inflammation gastro-intestinale (Graves), inflammation de rein (Stanley), pleuropneumonie
ramenant une P., fièvre pétéchiale suivie de P. (myélite), Paraplégie
dans la dyssenterie): — F. Frédault, de la P. suite de la diphthérite et
des maladies aiguës. L'art méd. xi. 189, 284, 357, 368 ;—Des P. qui
surviennent au déclin ou dans la convalescence des maladies aiguës,
J. des Conn. m. et ph. xxvii. 103 (Angine diphthérique (Ricordeau),
fièvre typhoïde (Jousset de Belesmes), angine couenneuse (Demarquay,
Labbé Marrotte) ; — Cavasse, Ann. iv. 110 (Gubler), 113 (G. Sée,
diphthérie, angines, fièvres éruptives, rougeole, scarlatine, phlegmasies
pulmonaires, érysipèle, fièvre typhoïde, choléra, dyssenterie), 115

(Bouchut, Landry, Gubler), 116 (Bruguier), 178 (Marcé, f. typhoïde, diphthérie, angine, dyspepsie, embarras gastrique), 505 (Gosselin, mydriase bioculaire spontanée, suite d'angine couenneuse et de certaines maladies fébriles : strychnine, électricité) ; — L. A. Gubler, Des P. dans leur rapport avec les maladies aiguës et spécialement des P. asthéniques, diffuses, des convalescents. J. d. conn. m. et ph. xxviii. 141, et Ann. par Jamain, 1862. 79 ; — Jaccoud, trad. de la Clin. de Graves i. 697 ; — A. Espanet, Mat. méd. 280, 342, 543, 773 (Rhumatisme, causticum), 521 (fièvres nerveuses graves, angine couenneuse, nux moschata), 543 (névroses, névralgies, certaines maladies aiguës, nux vomica), 773 (affections aiguës locales et surtout fébriles, fièvres nerveuse, ataxique et typhoïde, rhus toxicodendron) ; — A. Imbert-Gourbeyre, L'Art méd. xv. 3. 5 ; — Raige Delorme, Ch. Daremberg, Nouv. Dict. lexicogr.. 1509 (diphthérite, angine, pyrexies, érysipèle, pneumonie).

II.

RHUMATISME. Hermann, Bibl. méd. xlvii. 398 ; — C. Saucerotte, Nouv. Bibl. méd. 1827. iii. 228 n. 1 ; — Erhart, Clin. hom. par Roth vi. 160. obs. 2880e (causticum) ; — Hutchinson, Path. par Grisolle, sec. éd. ii. 811 (Paraplégie ; — moelle intacte ; liquide céphalo-rachidien en quantité plus considérable) ;—Grifoulhière, Du R. agissant sur le système nerveux. Journ. des conn. méd. chir. déc. 1840. xii. 225 et juillet 1841. xiv. 18 ; — Jean-Paul Tessier, Leçons de clinique professées à l'Hôtel-Dieu de Paris ; — Théophile Remusat. De la Paraplégie, Thèse p. le Dr s. le 4 juillet 1848. Paris. Rignoux. 1848. 4. p. 20 § 7; — Trousseau, Rev. de thér. m. ch. i. 91 (Paraplégie) et Clin. i. 738 (aff. rhum. de cœur ; P.); — Table gén. (5e) du Bull. de thér. par Debout. 55, 62 (P. gén. succédant à un R. art. aigü).

DIATHÈSE PURULENTE, Graves, Clin. i. 707 (phlegmatia alba dolens) ; — A. Imbert-Gourbeyre, Des P. puerpérales. Paris, J. B B. et fils, 1861. 4. c. 5 p. 57 (P. pyoémique. — Sylvain Témoin, Devilliers et Regnauld, Blot, Braun, Stoltz, Lauth, G. Levy, J. B. Gasc, Alph. Leroy cités) ; — Adelphe Espagne, Absence de la sécrétion lactée. —Grande fétidité des lochies.—Diphtérie du tube digestif. — P. puerpérale. Montpellier médical t. xi. déc. 1863 p. 501.

MALADIE DE BRIGHT. A. Imbert-Gourbeyre, De l'albuminurie puerpérale dans ses rapports avec l'éclampsie. sec. éd. Paris, J. B. B.. 1856. 8. § 2 p. 27;—J. Abeille, Refroidissement prolongé pendant toute une nuit. Mal de bright aigü. Paraplégie. Guérison radicale. Malad. à urin. albumin Paris, 1863 p. 562 obs. 142e.

TYPHUS. Ern. Horn, Fragment supplém. sur les collect. d'eau dans l'organe cérébral. qui sont une terminaison fréquente du typhus. dans J. V. de Hildenbrand, Du typhus contag. trad. par J. Ch. Gasc, 311 : — Meglin, Obs. de T. suivi de goutte sereine ou d'amaurose recueillies chez une jeune fille de 16 ans et un jeune homme de 25 ans. Bibl. méd. xlviii. 204 ; — J. A. F. Ozanam. Hist. des mal. épidém. sec. éd. iii. 215 ; Graves. Clin. i. 651 (chez le dr Knaggs) et 705 ; — A. F. Chomel. Path. g. 3me éd., 151 (P. bornée aux deux poignets ou à un seul) ; — G. L. Rau, Nouv. Organ, 193 § 79 (P. suite de T., disparut au bout de plusieurs années dans le cours d'une seconde maladie typhoïde) ; — Trousseau, Clin. ɪ. 393.

PESTE. Thucydide, dans J. L. Lefèvre-Douvillé, Ess. m. litt. sur les anciens, 47 («plusieurs étaient privés de la vue ; d'autres, à leur convalescence, se trouvaient avoir tout oublié et ne reconnaissaient ni leurs amis ni eux-mêmes) ; — Lucrèce, De rerum natura l. vɪ. p. 614 (et perdebant lumina partim). Sprengel y voit l'amaurose, Aug. Krauss (De nat. morb. Athen. a Thucydide descr., 25) y voit la perte des yeux suite d'inflammation maligne.

Saint Cyprien. De la Mortalité. Les Pères de l'Eglise trad. par M. de Genoude. t. v bis. p. 455 Cpr. p. ʟɪv. « Il y a cette différence entre le chrétien et l'idolâtre, que celui-ci accuse le ciel et murmure dans l'adversité, tandis que nous, au lieu de succomber, notre vertu et notre foi se retrempent dans la douleur. Une dyssenterie cruelle amène aujourd'hui la prostration de vos forces ; un feu brûlant circule dans vos veines, pénètre jusqu'à la moëlle de vos os, altère votre gorge et les organes de votre respiration ; des vomissements réitérés ébranlent vos entrailles ; un sang embrasé allume votre œil ; chez quelques-uns, les pieds, les mains attaqués par une gangrène impure, tombent sous le scalpel ; chez d'autres, l'activité du poison se communiquant à tout le corps, *une langueur mortelle paralyse des membres tout-à-l'heure si vigoureux ; votre pas chancelle, votre œil s'obscurcit, votre oreille s'éteint :* eh bien ! que ces conquêtes de la mort tournent au profit de la foi. Sublime victoire, qu'un courage indompté remporte sur le malheur et le trépas ! Admirable héroïsme qui reste debout sur les débris de l'humanité, tandis que l'homme qui n'a pas de Dieu dort insensible, stupidement couché dans la possière ! »

Procope, dans Lefèvre-Donvillé, 55 et 56 (« Il y en eut qui contractèrent un défaut dans la langue, d'où leur resta le bégaiement et l'impossibilité d'articuler les sons »).

D. J. Larrey, Mém. de chir. mil. et Campagnes ɪ. 341 (toute la moitié du corps fut paralysée) ; — Mérat qui cite une obs. consignée dans le journ. de méd. in-12. t. ʟxxvɪ. p. 43 (Dict. des sc. méd. xx. 267).

CHOLÉRA-MORBUS. D. J. Larrey, Clin. chir. ɪv. 68 (P. compliquée de névralgie) ; P. Briquet et Mignot, traité du C. M. (épidémie de 1849) p. 337 ; — Max Simon, Etude sur le traitem. des Epid. au xvɪɪɪᵐᵉ siècle, 80 (amaurose) ; — Bourgogne, père (de Condé), A. l. de M., s. du 12 nov. 1860 ; — Trousseau, Clin. ɪ. 393 ; — G. Sée, Ann par Cavasse. ɪv. 114.

SUETTE MILIAIRE. Joachim Schiller (1531) dans Scriptores de sudore anglico superst. colleg. Gruner, edid. H. Haeser p. 555 (tabes et decidentia membrorum : ces mots, dit M. le prof. Henri Haeser, peuvent se rapporter soit à la paralysie soit plutôt au sphacèle ou à la gangrène) ; — Pierre van Foreest, Ibid. p. 502 An : J. A. F. Ozanam, Mal. Epid. ɪv. 96 (P. des mains et des pieds, qqf. P. générale dans la S. qui sévit à Amsterdam en 1529) ; — G. J. Welsch dans Haller, Bibl. med. pr. ɪɪɪ. 84 (cécité) ; — David Hamilton, Tract. de febre miliari seu vesiculari dans Th. Sydenham, Op. Gen. 1723. t. ii. p. 551 : cit. Borsieri, Inst. 1796. iv. 175 § 401 et J. Frank, Prax. ii. 396 n. 25 (Paraplégie) ; — J. Juncker, Consp. med. th. pr. tab. 116 p. 888 (P. spuria purpurea) ; — Sauvages, Nos. v 297 ; — Ploucquet, Nos. ii. 75 (P. cerchnasmica) ; — C. Allioni, De miliar. orig. 1796. c. 4 art. 4 § 86 p. 55 n. 1 ; — J. A. F. Ozanam ; Mal. epid. ii. 198 (J. G. Salzmann, mains et langues tremblantes), 201 (Roncalli, Val- thieri en 1744, tremblement des membres), 220 (strangurie) ; — P. Rayer, Epid. de S. miliaire en 1821 p. 152, 199 (P. paraissait tenir à une affection de cerveau symptomat. de suette), p. 462 (dysurie) ; — Parrot, Epid. de S. M. en 1841 et 1842 p. 121 (une obs. le malade « garda dans ses extrémités inférieures une P. qui resta complète pen- dant plus de six mois, et à laquelle vinrent se surajouter, pendant les deux premiers mois, des douleurs d'une atrocité incomparable), 138 (cécité) ; — F. L. Gaillard, S. à Poitiers. 40, 55, 57, obs. 22me ; — A. Foucart, S. M. Paris, 1854 p. 324 (P., contractures, tremblements observés par Lepecq de la Cloture dans la fièvre miliaire : quelques-uns de ces cas peuvent être rapportés à la F. typhoïde : de la Polinière (3 cas) : Foucart, tremblements nerveux survenus dans le cours de la S.).

GRIPPE. Sur des phénomènes graves de P. qui ont accompagné cer- tains cas de grippe Bull. de thér. xxii 257 (Récamier a rapproché ces P. observées dans l'ép. de 1842 de celles obs. dans les ép. de G. de 1826 et 1803. Dans un cas terminé par la mort, en 1842, on trouva un ramollissement de la moelle).

FIÈVRES. L. Rivière, Prax. l. i. c, 5 p. 13 Op. Lyon 1672. f.; — Th. Willis, Anim. brut. P. ii. c. 9. 1682. ii. 147 (f. lente); — De Gorter, Med. comp. i. 103 ; — L. Heister, dans Haller, B. m. p. iii. 448 (P. de bras dans une f.); — J. T. Eller, Conn. et trait. des mal. s. 15 p. 482 (f. aiguës et chroniques); — Bertrand, doct. rég. de la F. de M. de P., Table du J. de M. par Lallement, 459 (cécité survenant avec la fièvre et disparaissant avec elle); — Joerdens, Bibl. méd. xxxiii. 253 ; — Carmichael cité par Graves, Clin. i. 705 (Paraplégie).

FIÈVRE TYPHOÏDE. G. C. Wincler dans Haller, B. m. p. iii. 383 (surdité); — J. P. Albrecht, Ibid. 533; — J. J. Wepfer, Obs. med. pr. 740 (Hémiplégie); — Th. de Borden, OEuvr. ii. 890; — L. Lepecq de la Cloture dans Étud. du trait. des Epid. par Max Simon p. 80 (trois ou quatre cas d'aphonie et d'amaurose dans l'épid. du Gros-theil); p. 204 (un cas de P. passagère des membres supérieurs, un cas de P. d'un bras seul, et surtout d'une main avec contraction des doigts, et enfin un cas de tremblement musculaire, qui pourrait, jusqu'à un cer- tain point, se rapprocher de la chorée); — Pomme, Aff. vapor. 3me éd. 8. p. 294 ou éd· de 1782. 4. p. 268 (chez Ornan, chirurgien à Arles); —J. A. Murray, Appar. méd. i. 132 (amaurose, arnica); — Gaultier- Claubry père, P. des extrémités avec enflure, suite de f. putride; moyens unis à l'éther phosphoré : précautions avant de l'employer. Tables du Rec. périod. par Bourges i. 89 ; — Rogery, P. survenue à la suite d'une f. [typhoïde] mal jugée, traitée avec succès psr les fleurs d'arnica montana. An. : Bibl. méd. xii 365 (par P. H. Nysten) et Journ. des conn. m. ch. 1 mars 1852. xxxv. 123 (par Martin-Lauzer); — L. Valentin, Obs. sur une f. tierce adynamique ou putride, compliquée d'accidents graves et d'impotence des extrémités inférieures. An : Bibl. méd. xiv. 389 (par P. H. Nysten); — A. C. Savary, Obs. sur une P. suite de la suppression du flux menstruel, compliquée de divers accidents. Ibid. xxi. 87. (hémiplégie survenue au 14me jour d'une fièvre maligne); — Ehrahrt, Obs. sur une P. du bras gauche, traitée avec succès par le mercure. Ibid. xxxii. 215 ; — Boirot-Desserviers, Rech. s. les eaux de Néris, 1817. p. 93. 38me obs. (P. du bras droit et rétraction de la jambe sur la cuisse consécutive à une f. adynamique) p. 94, 39me obs. (P. du bras gauche, avec rétraction des doigts dans la paume de de la main, consécutive à une f. adynamique); — Joseph Frank, Prax, viii. 462 n. 68 (obs.); — Desportes, Dict. par [Sarenbach et] Szerlecki ii. 414 (P. des extrémités inférieures, qui dépendait d'une gastro-entérite : guérie par la méthode antiphlog.); — C. P. Ollivier (d'Angers), Mal. de la m. ép. ii. 23. obs. 68me; — Colliny, F. T., guérison après trois mois de maladie. Paraplégie subite avec sentiment d'une constriction de l'épigastre ; douleurs dorsales dans les mouvements imprimés au tronc. Emissions sanguines répétées, disparition progressive de la P., guérison au bout d'un mois. Ibid. ii. 28. obs. 69me; — Hémiplégie survenue dans le cours d'une maladie aiguë. Journ. des c. m. ch. août 1836. iv. 84; — Windmann, Clin. hom. par Roth. vi. 191. obs. 2898me (f. muqueuse ; Paraplégie : rhus, zinc.. coccul., arn, lotions des pieds avec du vin chaud, demi-bains tièdes. bains froids : guérison au bout de neuf mois); — Dauvergne, P. partielle ou générale se manifestant à la fin de quelques cas fort graves et fort longs de F. T. Bull. de thér. xxv. 50; — Max Simon, P. locale succédant à une F. T. grave, Ibid. xxxi. 446 et Epidém. au xviiime siècle, p. 204 (rapprochée d'obs. analogues dues à Lepecq de la Cloture, déjà cité, et à E. Littré (P. locale succédant à une F. T. grave : 2 cas); — Duourd, P. succédant à une F. T. grave, Bull. de thér. xxxii. 391; — J. H. S. Beau, Mémoire sur une affection cérébrale qu'on peut appeler P. générale aiguë. Annuaire par Jamain, 1853. 91 (dans la convalescence de la F. T.); — Armand Tonnelier, F. T. : phthisie pulmonaire. P. générale aiguë, Ann. clin. de Montpellier, 10 janvier 1855. ii. 336 (d'après J. H. S. Beau); — Eulenburg, P. grave guérie par la gymnastique et l'électrisation, Ann. par Noirot iv. 153 ; — Rilliet, L'Art méd. xi. 293 ; — Cavasse, Ann. iv. 115 (Jousset de Belesme). 219 (Baudelocque. mutisme); — Revue internationale de la doctr. hom. t. v. mai 1861 p. 213 (phosphorus); — Trousseau, Clin. i. 191, 393 cfr. p. 207 (Paraplégies consécutives à l'infiltration du pus dans le canal rachidien ayant provoqué l'inflammation et la suppuration de la moelle).

FIÈVRE INTERMITTENTE. « Consignons ici que Pilia, souffrant de la même maladie [fièvre double quarte] qu'Atticus, son époux, fut plus tard menacée de paralysie. Il y avait en effet, dans une lettre adressée à Brutus, la mention de ce fait sur lequel Cicéron demande des renseignements. Il s'exprime en ces termes : « *Sed obsecro te, quid est quod audivi de Bruto ? Piliam peiratesthai paralysei te scripsisse aiebat. Valde sum commotus.* » Les lettres suivantes, et il y en a encore beaucoup, ne parlent plus de cette maladie. » Cicéron médecin, par P. Menière. Paris, G. B., 1862. 18 p. 72. —J. Fernel, Pathol. l. v. c. 3. Univers. med. Genev. 1638, 8. p. 507 (à la fin des fièvres intermittentes); — Obs. de P. intermittentes de la langue prises par Vallot dans le Traité de la Peste par Laurent Joubert. Vallot dit que ces P. paraissent avoir été des fièvres masquées qu'on aurait guéries par le quinquina. — A l'A., Itard, Chomel dirent que ces P. pouvaient dépendre d'une congestion cérébrale. A. R. de M. sect. de Méd. s. du 24 octobre 1826. Arch. de méd. nov. 1826. xii. 464 ; — Nicolas Lepois, De cogn. morb. l. i. c. 17. 1766. i. 193 (F. tierce dite hémitritée); — J. B. van Helmont, De Lithiasi c. 9 § 60 Opusc. med. inaud. Lyon, 1667. f. p. 60 (A la suite d'une F. quarte, un individu avait la rate affectée et même un engourdissement (stuporem) de la main g. qui revenait fréquemment et s'accompagnait d'une pâleur mortelle); — L. Rivière, Obs. Cent. i. obs. 74, p. 22 : trad. franç. p. 129 (obs. prise sur Fouquet, médecin à Frontignan, en 1633 : il eut d'abord une f. double tierce, puis une fluxion (catarrhe) à l'omoplate gauche, en 3me lieu une paralysie, etc.); — Thomas Bartholin, dans Haller, B. m. p. ii. 654 (f. tierce, convulsion, P. de langue); — Th. Willis. De anima brutor. Pars path. c. 9 hist. 4 p. 156 : An. : Haller, B. m. p. iii. 76 (accouchement ; f. int. tierce puis quotidienne, ensuite colique violente et longue, et enfin paralysie : guérison après salivation mercurielle); — Eberhard Gœckel dans Haller, B. m. p. iii. 168 (F. tierce accompagnée de convulsions : cécité); — Rosinus Lentilius dans Rozier, Table de l'A. R. des S. iii. 266 (P. occasionnée par une F. tierce longue et opiniâtre) ; — F. Torti, Ther. spec. l. iv. c. 4. Ven. 1732, p. 249, 255 (hémiplégie); — J. H. Schulze dans Trnka, Hist. febr. hect. p. 137 § 30 d et p. 185 § 39 (hémiplégie); — Sauvages, Nos. C. 6. O. 3. g. 19 t. v. p. 317 (hémipl.); — Charles Le Roi, Mél. de physiq. et de méd. 81 (F. quarte, P. de langue, mutité : eaux de Balaruc, guérison); — Macquart (de Clisson), Sur une P. de la langue et du pharinx. survenue à une F. tierce. Rec. d'obs. de méd. des hôp. mil. par Richard de Hautesierck. ii. 290, 294 (guérison) ; — . G. van Swieten cité par Imbert-Gourbeyre dans l'Art Méd. xv. 11 (F. tierce dans laquelle la P. se mariait à des accidents de P. agitante et de contracture); — J. L. Alibert, F. pern. interm. 4me éd. c. 1 art. 7 § 10 p. 42 (Richerand cité, F. I. carotique : le côté droit était affecté de P., le côté gauche était cataleptique. Alib.. F. sub-intrante comateuse : P. des extrémités); — Kok. P. du dos et des extrémités inférieures guérie par l'extrait du Rhus radicans. Bibl. méd. xi. 368 (consécutive à une F. tierce); — C. G. Hufeland. P. des mouvements volontaires survenue dans un paroxysme de fièvre tierce chez une femme qui avait eu la syphilis : guérison par le phosphore. Ibid. xxxix. 257 ; — Boirot-Desserviers, Eaux de Néris p. 96 obs. 41 (P. de la jambe et de la cuisse droites conséc. à une F. quarte chez un enfant de douze ans); — J. A. Rochoux, Rech. sur l'apoplexie. sec. éd. p. 272 (Torti, Sauvages, Lassalvy cités); — L. (? C.) Broeckx, Journ. des conn. m. ch. nov. 1843. xix. 206 (F. larvée paralytique : s. de quinine, guérison); — Roché, Paraplégie rhumatismale avec P. de la ves-

sie et du rectum, vaste brûlure, fistule urinaire, orchite, albuminurie,
hydropisie générale des plus graves, guérison. Ibid. 15 mars 1852.
xxxv. 152 (F. I. avant le développement de la Paraplégie); — Oura-
dou, Traitement de la P. suite de F. I. Bull. de thér. xliii. 286 (les accidents nerveux produits par le s. de quinine ne doivent pas être
confondus avec la P. suite de F. I.); — Chiapole, F. pernicieuse hémi-
plégique. Ann. par Cavasse ii. 204 (la F. I. était venue à la suite d'un
érysipèle); — Colin, Ibid iv. 199 (P. générale incomplète); — Carmichael, Paraplégie consécutive à une F. remittente gastrique sans aucune
affection de la moelle, chez des enfants scrofuleux. Clin. par Graves i.
706 (plusieurs cas).

FIEVRE ÉRUPTIVE. Alexandre Monro père, Traité des nerfs par
S. A. D. Tissot, t. ii. P. i. p. 192 c. 8 a. 10 § 66 (P. de jambe, gangrèn.).

VARIOLE. Gentilis de Foligno. Hist. de la méd. par K. Sprengel
s. vii. c. 7. t. ii. p. 453 (Obs); — A. Paré, dans Schenck, Obs. l. vi.
Francf. 1665, p. 762, a (Perte des sens de l'ouïe ou de l'olfaction a la
suite de V. ou de rougeole); — J. P. Lotichius cité par Moron, Direct..
345 (P. de langue consécutive a une V. mal traitée, avec atrophie, chez
un enfant);—A. Fueldez, dans Haller B. m. p. ii 705 (P. de l'ouïe, de
l'odorat, du bras);— J. M. Fehr, Anchora sacra, 83 (P. du côté droit
chez un enfant), 88 (P. (paresis) des membres); — Charles Rayger,
l'oncle, cité par Haller, B. m. p. iii. 227; — Samuel Ledel, Ibid. 340
(rétention d'urine chez un enfant varioleux), 343 (P. des pieds); —
G. T. Bierling, Adv. cent. i. obs. 20. p. 40; — M. Ettmuller, Prat. g.
de méd. c. 17. t. i. Lyon 1691 p. 546 (« Les P. particulières et univer-
selles succèdent souvent à la petite vérole. Voyez la méthode de les
traiter dans le Journal des sçavans d'Allemagne l'année 4 p. 13) :
— J. Dolée, cité par Stalpart van der Wiel, Obs. cent. ii. O. 5
trad. par Planque t. ii. p. 38 (mutité); — Lieutaud, Méd. pr..
192 (les enfants deviennent paralytiques par la petite v. mal traitée); — Ploucquet. Nos. ii. 73 (P. aeolectymatica); — J. Hill
dans Ploucquet, Lit. iii. 279 (Paraplégie); — J. D. Reuss, Rep.
xiii. 279 (J. de Muralto, amaurose), 280 (Jean Matthias Müller);
—J. Dubourg, Arch. de méd. avril 1826. x. 602 (quatre obs. : lésions
de cerveau); — Franz Hartmann, thér. hom. des mal. des enfants, 461
(les métastases de la V. et de la scarlatine sont très-favorables au développement de l'inflammation de la moelle ép. : sa marche est alors très-
aigue); — Jean-Paul Tessier, L'Art méd. t. iv. septembre 1856 p. 163
n. 1 (a vu un cas de paraplégie survenir à la fin d'une V. confluente);
— Brochin, Ibid, xi. 366 ; —Frédault, Ibid. 292, 365, 366 ; —Ravel.
Ibid. juillet 1860. 484 (Gentilis de Foligno, Bierling, Rayger, J. P. Tessier nommés) et Revue internationale de la doctr. hom. t. vi. 15 févr.
1862 p. 128 (A. Paré, Fehr, Muller, Stahl, Hill, J. Frank, F. Hartmann. Brochin, Gubler, Frédault cités);—Trousseau, Clin. i. 63, 393.

SCARLATINE. Delius et Ekner cités par Ploucquet, J. Frank ; —
Ploucquet, Nos. ii. 75 (P. porphyristica); —J. Frank, Prax. viii. 449
n. 1; — L. Noirot, Scarlatine, 220 (P. des extrémités supérieures
(Delius), cécité (Kreyssig).

ROUGEOLE. J. J. Wepfer, Obs. m. pr. obs. 153 p. 737 (P. du bras droit ; — Ploucquet, Nos. ii. 75 (P. phoenistica) et Lit. iii. 278 (Lucas, Paraplégie); — Baxter, Dict. par [Sarenbach et]Szerlechi. ii. 413 (Hémiplégie chez un enfant, guér. par l'extrait de noix vomique); — Muller, Bibl. méd. xlvii. 397 (a guéri, selon la méthode de Loebel, par l'éther phosphorique, une amaurose survenue chez une femme après une P. des nerfs optiques, déterminée par une métastase morbillaire); — J. Frank, Prax v. 141, trad. fr. ii. 150 (P. (Paresis), principalement des membres, avec une certaine tension des parties).

EXANTHÈMES. G. Baillou, Epid. et Ephém. trad. par P. Yvaren, 398 (« Chez le fils du notaire Puthomme, qui avait un exanthème épidémique, le bras fut presque paralysé. Dans ce cas, l'application d'un cataplasme d'onguent mithridate est utile (cfr. p. 371-72).

ROSÉOLE. Roché, Paraplégie nerveuse complète avec P. de la vessie et du rectum : guérison très-prompte, J. d. c. m. ch. 1852. xxxv. 151-52-53 (depuis un an, bronchite ; huit jours avant la visite de Roché, roséole).

ACRODYNIE. J. A. F. Ozanam, Mal. Epid. iv. 235 (P. générale ou partielle ; P. progressive des extrémités).

URTICAIRE. De Bonneville, Bull. de l'art de guér. par des r. spécifiq. juillet 1861. i. 199. (U : rétrocession de l'U : P. subite de tout le côté droit, avec délires violents, jusqu'à la fureur : apis melliferae virus : guérison) ; — Trousseau, Clin. i. 283, 393.

ERYSIPÈLE. Graves Clin. i. 707 (P. d'un membre).

ENTÉRITE. Graves, Clin. i. 693 (Paraplégie) , — J. Frank, Prax. xiii, 178. trad. fr. vi 71 (faiblesse et même P. des extrémités inférieures (S. A. D. Tissot) et des mains (S. G. Vogel).

PLEURÉSIE. Charles Rayger, l'oncle, dans Haller, B. m. p. iii. 227 (émétique : langueur, douleur de ventre, pied immobile, insensible); — E. R. Camerarius, Ibid., 312 (Pleurésie et abcès de poitrine suivis de colique spasmodique et d'amaurose) ; — Boerhaave, Morb. nervor. ii. 597 (Pleur. guérie par des abcès vers l'aisselle : P. de bras).

PÉRICARDITE. Rostan, Ramolliss. du cerveau, 233, obs. 49me (immobilité presque absolue des membres : obs. citée par Rochoux. Apopl. 332).

AORTITE. Grisolle, Path. 1846. i. 399 (faiblesse, P., atrophie des membres inférieurs).

PÉRITONITE. Graves, Clin. i. 644 (entérite, péritonite, paraplégie), (694 (obs. de paraplégie consécutive à une affection inflammatoire d'intestin, de foie, de péritoine).

ANGINE COUENNEUSE ET CROUP. Samuel Bard, Recherches sur la nature, la cause et le traitement du croup ou angine suffocative, trad. de l'anglais par F. Ruette. Paris, Allut 1810. 8. p. 40. An. : Rech. h. et p. s. le croup par Louis Valentin, 278 ; — Ph. Pinel, Dict. des sc. m. lii. 257 (P. de voile du palais à la suite d'un mal de gorge gangréneux, désignée sous le nom de spasme du pharynx); — J A. F. Ozanam, Hist. d. m epid ii. 53, 68 (héméralopie), 66 (affaiblissement de la vue et des membres inférieurs), 68, (tremblements) 72 (P. de larynx ou de pharynx) : cfr. i. 251 ; — A. Trousseau et Lasègue, Du nasonnement, de la P. du voile du palais. L'Union médicale,

octobre 1851 n° 119 p. 471. An. : Bull. de thér. xli. 376 : Journ. d.
conn. m. ch. 1 janvier 1852, p. 15 : Rev. m. ch. de Paris. x. 292-94 ;
—Morisseau . P. du voile du palais comme cause du nasonnement: B.
de thér. xli. 377 (galvanisation du voile du palais); — P. Bretonneau,
Ann. des sc. med. par Lorain, 155 (obs. recueillie en 1843 sur le
d^r Herpin (de Tours)) ; — Cavasse , Ann. ii. 114 (Bouchut, P. aiguë
du voile du palais), (Sellerier, trois cas de P.) , 135 (Pératé ,
P. générales ou limitées), cfr. 115 (Gull, lésion des nerfs du cou et de
la moelle cervicale après l'a. diphth); — F. Fredault. L'Art méd. t. xi.
mars, avril, mai 1860, p. 189, 284, 357 ; — V. P. A Maingault, J. d.
c. m. et ph xxvii. 253 (Historique depuis Ghisi et J. B. L. Chomel
jusqu'à nos jours) ; — Lecorney. Mémoires et observations sur la P.
diphthérique. L'Art méd. sept. et oct. 1860. xii. 185. 269 ; — Ch.
Ozanam, Bull. de la s. hom. de France. 1 sept. 1860. i. 269 (rhus
toxicod., nux vomica, lachesis, electricitas); — Ambr. Tardieu, Angine pseudo-membraneuse ; P. du voile du palais, persistant après la
guérison ; passage d'un bol alimentaire dans la bronche gauche ; as-
phyxie. Ann. par Jamain, 1860 p. 26 ; — Cavasse, Ann. iii. 134-35
(E. Moynier. Aubrun, Simonot), 141 (Bouillon-Lagrange), 156-59
(Maingault, Henri Roger, Péry, H. Boutin, H. Ranque, J. N. Gros, Bernard, Corbel, Tardieu, P. Eade), 231 (A. Revillout) et iv p. 110-17
Maingault, G. Sée, Colin, Sée, Trousseau, Gubler, Empis, Hervieux,
Ricordeau, Demarquay, Labbé, Bourguignon, Marrotte, Cahen, Lema-
rié, Besnard, Tillier, Barascut, Espagne, Leraton et Roché); —E. Moynier, J. d. conn. m. et ph. 10 janvier 1860 p. 5 et 20 avril 1861
p. 148) ; — A. Trousseau, Clin. i. 314, 331, 370-74 (P. diphthérique
n'est pas une maladie nouvelle. — Forme bénigne. — Symptômes, —
P. du voile du palais, des sens, des membres, des muscles de la vie
organique. — Mort par suffocation, par étranglement. — Forme grave.
— Symptômes ataxo-adynamiques. — Gravité non en rapport avec l'in-
tensité, la durée des affections couenneuses, non en rapport avec l'albuminurie. — Noix vomique. — Plusieurs obs.—Ghisi. J. B. L. Chomel, S. Bard, Bretonneau, Maingault (1854 et 1860), Faure, Pératé,
Péry, Moynier, Tardieu, A. C. E. Barthez, N. Gueneau du Mussy,
Duchenne (de Boulogne), Gubler, Sellerier, Blache, Peter et Millard
cités); — A. Laboulbène. Aff. pseudo-membran. 335. 415 ; — Rev.
internat. de la doctr. hom. mai 1861. v. 213 (cocculus); — Table
gén. (5me) du Bull. de thér., 55 (strychnine); — Bibliogr. univ. de la
méd. mil. par Victor Rozier p. 39 n° 945 (L. Colin). 50 n° 1238
(Folie-Desjardins). 141 n° 3374 (Pernod); — J. Abeille, Mal. à urin.
album, obs. 60 et 61 p. 266-71); — Trousseau, P. diphthérique. Gaz.
des hôp. 23 janvier 1864. xxxvii. 33); — Aug. Millet, Rev. de thér.
m. ch. 1 février 1864 p. 74 ; — Raciborski, P. des muscles du voile du
palais et des membres à la suite de la diphthérite cutanée sans plaques
diphth. au fond de la gorge. Guérison rapide à l'aide de l'azotate d'argent administré à l'intérieur. Gaz. d. hôp. 18 fév. 1864 p. 78 (noix
vomique réussissant chez un malade, échouant chez l'autre qui fut guéri
par le nitrate d'argent) ; — Chardavoine. P. diphth. presque générale
sans P. du voile du palais. Ibid. 20 fév. p. 82 (observée sur Chardavoine).

— 13 —

ANGINE GANGRÉNEUSE. Mayer, P. du voile du palais à la suite
de l'a. g. [non diphthérique]. Ann. par Cavasse. ii. 188.

OTITE. C. J. Heidler, L'Expérience t. i. 5 9bre 1837 n° 1 p. 6 (P.
faciale · vomitifs répétés); — Brunache. Journ. de m. par Trousseau.
oct. 1845. iii. 296 (Hémiplégie faciale).

ESQUINANCIE. Hippocrate, Prénotions Coaques. sect. ii. § 20 sent.
368 t. v. p. 663 (« à la suite d'une angine disparue sans crise, une douleur de l'hypocondre, avec impuissance et stupeur, tue à l'improviste,
quand même le malade paraîtrait aller fort passablement. »); —
Nicolas Lepois, De cogn. morb. l i. c. 17. t. i. p. 193 (le corps n'est
pas tout entier paralysé mais seulement jusqu'aux mains); — Trousseau et Lasègue, J. d. c. m. ch. xxxv. 15); — Becquerel et Bergeron.
L'Art méd. xi. 366 (angine phlegmoneuse commune avec abcès d'amyg-
dale : P.); — Bull. bibliogr. des sc. méd. par J. B. Baillière et fils
1861. ii. 170 n° 1226 (Marquez); — Table gén. (5me) du Bull. de
thér. 7, 55. (P. aiguë du voile du palais à la suite d'angine ; guérison
spontanée. Angine tonsillaire simple suivie de P. du voile du palais) ;
— Cavasse, Ann. iv. 117 (Mayer, Marquez).

PNEUMONIE. Hippocrat., Prénotions Coaques. sect. ii. § 20 sent.
394-395 t. v. p. 673 Cit. Van Swieten, Comm. § 848 ; — Galien,
Des lieux affectés. l. iv. c. 7. OEuvres de G. trad. par Daremberg ii.
604 : cit. : J. Schenck, Obs. p. 248 : Peyrilhe, Hist. ii. 553 :
Tissot, Nerfs t. ii. p. i. p. 268 ; — H. Boerhaave, Aph. § 848 (Paraplégie); — Van Swieten, Péripneumonie trad. par Paul p. 177 § 848
(une obs.) ; — J. Huxham, Essai sur les diff. esp. de fièvres (Diss.
sur les pleur. et les péripneum. c. 2.). p. 227 (Parapl. complète
sympt. de pneumonie violente); — A. Portal cité par C. F. H. Marx,
Paraly. p. 37 n. 1 (diminution de la sensibilité des membres inférieurs); — Rostan, Ramoll. du cerveau, 232 ; — M. E. D. H. Chauffard, OEuvres de médecine pratique. Paris, J. B. Baillière, 1848. 8.
t. i. p. 439-40 (P. du bras droit survenue le onzième jour d'une pn. :
guérison : l'obs. date de l'année 1821); — Macario, Nouvelle espèce
de P. : P. pneumonique. Bull. de thér. xxxi. 543 et Appendice au
Mémoire sur les Par. dynamiques. Rev. thér. du midi. xi. 583 et Ann.
par Cavasse. iii. 178 ; — A. Alquié, Ann. clin. de Montpellier. iii. 71,
73. 77 ; — Landry, L'Art méd. xi. 358 ; — Frédault, Ibid. 293, 358,
366); — Ravel, Galien a observé une P. dans la convalescence d'une
pneumonie, Rev. internationale de la doctr. hom. t. vi. 15 février 1862
p. 126-28 (Après avoir rapporté en entier l'obs. de Galien, que je n'a-
vais pas encore rencontrée dans Schenck, Saxonia, Peyrilhe et Tissot.
j'ai cité les auteurs que je viens de nommer dans ce paragraphe, ex-
cepté Boerhaave, Huxham et H. Chauffard. Il me paraît convenable de
distinguer la P. survenant dans le cours de la pneumonie et celle qui
se manifeste dans la convalescence de cette phlegmasie).

DYSSENTERIE. J. de Lamonière, dans Haller. B. m. p. ii. 543-44
et Biogr. m. v. 491 ; — J. Rhode, cité par J. G. Walther, Sylva, 498 ;
— J. C. Peyer, dans Haller. B. m. p. iii. 421 (strangurie); — J. T.
Moeren, Ibid. 650 (D. épidémique : ensuite fièvre continue vermi-

neuse ; enfin fièvre catarrhale épidémique souvent jointe à la Paralysie de langue et d'un membre) ; — Fréd. Hoffmann , Med. rat. syst. P. III. s. 2 c. 7 § 20 t. IV. Ven. 1735 p. 540 (P. d'intestin et spécialement de rectum et qqf. d'œsophage) ; — Sauvages, Nos. Cl. VI. O. 3. g. 19 t. v. p. 311 (Hémiplégie transverse : Courad Fabricius cité); — D. J. Triller, Opusc. med. 1772. III. 145-46 (Paraplégie signalée par Galien et par Fabricius comme suite de suppression intempestive de D.); — B. C. de Boissieu, Méth. rafr. 290 § 262 ; — R. A. Vogel, De cogn. aff. 466 § 567 (Ph. C. Fabricius cité); — J. G. Zimmermann, L'Art méd. XI. 292, 362 ; —J. P. Frank, Méd. pr. trad. par Goudareau. III. 503, 519 § 687, 689 (P. de l'un des bras ou de l'une des jambes, comme dans la colique de plomb et sans qu'on eut employé l'opium); — Fournier et Vaidy, Dict. d. sc. m. x. 352, 367 (dysurie) ; — A. F. Chomel, Dict. de méd. en 21 vol. VII. 127 (D. grave : P. analogue à celle qu'on observe à la suite de la colique de plomb); — J. A. F. Ozanam, Hist. d. mal. ép. III. 313 (P. des extrémités inférieures); — J. Frank, Prax. XIII. 660 n. 38 (P. C. Fabricius, répondant J. G. A. Kipping, Pauli cités), — Jean-Paul Tessier, Cours de médecine fait à l'Ecole pratique de Paris, leçon du 6 février 1845 (dans la forme commune de la D., les douleurs peuvent aller jusqu'à amener des P. dans les membres : ces P. se lient aux excessives doul.).

M. B. Valentini dans Haller, B. m. p. III. 462 (D., opium, relâchement du sphincter, anus béant : Haller dit qu'il a vu, sous l'influence d'opium, l'anus se resserrer bien loin de se dilater); — Mueller, à Plauen, Bibl. méd. XLIX. 379 (P. d'anus et d'intestin); — J. Frank, Prax. tome XIII (rédigé par F. A. B. Puchelt) Lips. 1841 p. 658 : trad. fr. t. VI. Paris, 1843 p. 278 (dans la D. chronique, le sphincter de l'anus est dans un état de relâchement ou de débilité, et l'anus lui-même constamment dilaté, en sorte que le malade laisse échapper ses selles malgré lui et sans s'en douter); — Bouchut, D. Etat particulier de l'anus coïncidant avec les selles involontaires. Journ. de méd. par Beau. août 1843. I. 240);—H. Pidoux, Note sur la P. de l'anus et du rectum dans la période adynamique des D. graves. Ibid. déc. 1843 p. 367 : An. : Bull. de thér. XXVI. 72 ; — L. Aug. Mercier, Sur quelques points de l'anatomie du rectum et la dilatation de l'anus. Ibid., p. 370 ; — A. Alquié, Ann. clin. de Montp. III. 70 (P. d'anus et de rectum au début de certaines fièvres ou de D. malignes); — P. Joussel, De la P. du sphincter au point de vue du pronostic dans la D. grave: de l'application des médicaments sur la partie malade et spécialement des lavements d'arsenic dans le traitement de la D. L'Art méd. avril 1862 p. 253-63 (Rilliet et Barthez cités : cas de D. dans lequel J. observa successivement la P. de sphincter d'anus, une collection purulente ouverte dans l'intestin au début de la convalescence, et enfin une Paraplégie incomplète. J. P. Frank, Zimmermann, Chomel et Blache cités : considérations sur les P. consécutives).

ARTÉRITE. A. de Haen, Prael. in H. Boërhaave Inst. path. 1780. III. 647); — Cummins, Obs. de Paraplégie sympt. d'une A. Ann. par Noirot I. 170 : Cfr. J. de Gorter, Med. comp. I. 105. Cornac, Table de l'Anat. méd. de Portal p. XCVI et Gull, Ann. par Cavasse II. 183.

ABCÈS DES DOIGTS. Moublet, Sur une rétention d'urine surv. à l'ouv. d'un abcès au petit doigt. Obs. de M. par Richard de H. ii. 301.

ABCÈS VERS LE SACRUM. Saxonia, Panth., 58 (a vu un orfèvre qui était devenu P. à la suite de deux abcès situés vers le sacrum).

RHUME. Bouchut, L'Art méd. xi. 293.

CATARRHE SUFFOCANT. J. J. Harder dans Haller, B. m. p. iii. 287.

DIARRHÉE. Sylvaticus, Nos. par Pinel 5me éd. iii. 194 § 174.

BLENNORRAHGIE. Ploucquet, P. phallorrhoischetica. Nos. ii. 75 (H. Callisen cité) et Lit. iii. 272 (J. G. Gulbrand, P. légère du bras gauche) ; — Graves, Ann. par Noirot. iii. 52 ; — Laurent, P. produite par la suppression d'une blennorrhagie ; obs. recueillie à l'hôp. mil. de Bordeaux. Rec. de Mém. de méd. mil. xli. (ii. des Tables) 217 et 323 (faiblesse des extrémités inférieures); — Gull, Ann. par Noirot. 1857. i. 295 (Blennorrhagique chez lequel l'inflammation des veines de la vessie et du bassin s'étendit aux membranes de la moelle v.); — Ravel, L'Art méd. nov. 1857. vi. 377 (d'après P. Ricord); — J. Abeille, Mal. à ur. alb. 636, obs. 149. — Le Copahu pouvant produire la Paralysie (Cfr. Table g. (5me) du Bull. de thér. 21, 54), il y a lieu de se demander si le copahu ne serait pas indiqué dans la P. blennorrhagique.

EPISTAXIS. A Brasavola ou peut-être son fils Jérônie, cit. par J. Dolée, Ency. med. l. i. c. 11 § 12 p. 121.

HÉMORRHAGIE INTESTINALE. Moutard-Martin, Bull. de thér. xliv. 248.

ICTÈRE ESSENTIEL FORME GRAVE. C. Ozanam, Th. de dat 22, 27, 33) ; — P. Jousset, L'Art méd. viii. 107 (1 cas ; Charles Bernard cité); — Ravel, Ibid. déc. 1858. p. 488 et janv. 1861. xiii. 48 (Dale, L. Martinet, C. Ozanam, P. Jousset cités) et nov. 1863. xviii. 386 (Examiner la moelle ép. dans l'autopsie des individus emportés par la f. g. de l'ictère ess., rechercher si cet organe présente des lésions et si ces lésions sont en rapport avec la P. qu'on observe qqf. dans cette maladie).

ÉCLAMPSIE. G. Seger, dans Haller, B. m. p. iii. 99 (convulsions puerpérales; cécité complète, spontanément dissipée); — A. J. Zechel. Conv. infant., 16 § 10 ; — J. L. Brachet, Conv. dans l'enf. 2me éd., 48 n. 8 ; — Imbert-Gourbeyre, L'Art méd. xv. 8.

CONTRACTURE IDIOPATHIQUE. C. de Mertens, Obs. med. ii. 134. Abrég. : L'Art méd. xv. 9 (par Imbert-Gourbeyre); — Jean-Paul Tessier et Hermel, De la contracture et de la P. idiopathiques chez l'adulte. Paris, Dupont, 1843. 8. 3me obs. p. 5) ; — A. Delpech, Mém. sur les spasmes musculaires idiopath. et la P. nerveuse essentielle. Paris, Labé. 1846. 4. p. 23) ; — Th. Remusat, De la Paraplégie p. 23 § 11); — Imbert-Gourbeyre, L'Art méd. xv. 1.

COQUELUCHE. Ploucquet, Lit. iii. 268 (Brandis); — A. F. Marcus, Coqueluche trad. par E. L. Jacques. 87 § 141 (P., amaurose);— Calvo Nunez, Rhumatisme et P. suites de la coqueluche. Rev. thér. du midi. vii. 351 (aphonie, mutité, Paraplégie).

MAL DE DENTITION. Fliess, P. du mouvement et du sentiment occasionnées chez les enfants par l'irritation dentaire. J. d. c. m. ch. 1 sep. 1850. xxxiii. 128); — Reade, Ann. par Cavasse ii. 187 (Paraplégie).

AMÉNORRHÉE. J. S. Thénance, Obs. sur une Hémiplégie occasionnée par la suppression des règles, et guérie par l'instrument tranchant. Bibl. méd. XIII. 105 ; — P. E. Fouquier, Ibid. I.VI. 221 (suppression des règles : maladie fébrile, P.); — J. Frank, Prax. VIII. 447 n. 92.

RAGE. R. Howman dans Haller, B. m. p. III. 646 et C. L. F. Andry, Rech. sur la R., 5); — Rich. Mead, Op. Par. 1751 p. 81.

PUSTULE MALIGNE. J. B. Baillière et fils, Bull. Bibl. II. 143 n° 988 (Allaire, Obs. de P. partielle de voile du palais, suite de p. m.).

VERS INTESTINAUX. Les vers ronds et longs causent qqf. des pertes de parole. A. Benedetti cite l'exemple d'une petite fille qui fut muette huit jours, et qui guérit après avoir rendu quarante vers par bas. Foreest cite un exemple semblable d'un enfant de douze ans, devenu furieux dans une fièvre maligne, lequel fut muet deux semaines entières, et recouvra la parole et la raison après avoir rendu par bas un nombre extraordinaire de vers, en suite d'un médicament qui lui fut fut donné à ce sujet. C. F. Paullini raconte l'histoire d'une fille, devenue tout d'un coup aveugle et muette, et ensuite guérie, sans avoir pris autre chose que des remèdes contre les vers. Après avoir cité ces faits, Nicolas Andry rapporte le cas d'une fille de seize ans, laquelle depuis quatre jours ne pouvait articuler aucune parole, et qui avec de violentes convulsions qui l'agitaient depuis un mois, avait un rire involontaire, accompagné de vives douleurs. Andry lui fit prendre de l'eau vermifuge de fougère, au moyen de quoi elle rendit un nombre considérable de vers longs et ronds, recouvra la parole, fut délivrée de ses convulsions, et en peu de jours rétablie dans une santé entière (Génération des Vers. I. 300 -302 cfr. p. 190). — Lisez encore Sauvages, Nos. ed. Daniel III. 384 ; — de Horne, Sur la perte totale et subite de la parole, suivie d'un bégayement considérable, occasionnée par les vers. Rec. par Richard de H. II. 474 ; — Ploucquet, Lit. III. 170-71 Mutitas. Alalia.

En terminant ce premier Mémoire sur les P. consécutives (Mémoire dont j'avais livré le manuscrit à l'imprimeur dès la fin de février), je dirai que je ne me suis point laissé arrêter par la brièveté de plusieurs observations. Au Lecteur qui trouverait que j'ai rappelé des cas dont la mention était courte, je répondrais par ces paroles de M. Trousseau (Journ. de méd. I. 328) : « On a adressé aux faits que l'on trouve épars dans les auteurs, une objection, qui pouvait avoir cours, il y a quelques années, lorsque, sous prétexte d'exactitude philosophique, il s'était introduit l'usage de ne compter comme faits scientifiques, que ces fastidieuses observations, où l'on ne faisait grâce au lecteur ni d'un pot de tisane ni d'une pulsation. Cette façon de faire de la science est heureusement passée de mode, et c'est un grand bonheur, puisque les travaux des observateurs pourront être lus ; ce qui était devenu tout à fait impossible. »

Cavaillon, le 28 février 1864.

Cavaillon—Imp. L. Grivot-Proyet. — Mai 1864.